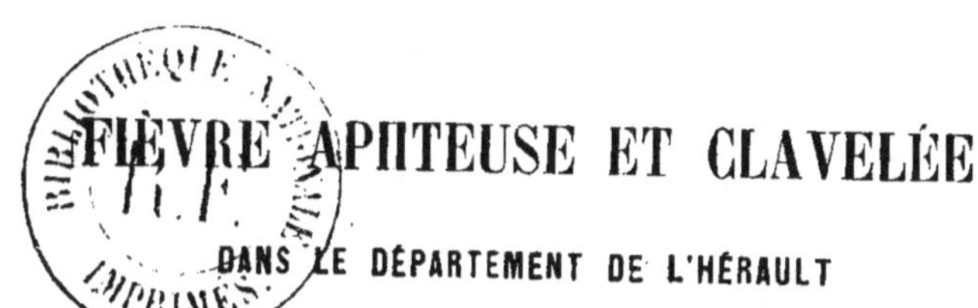

FIÈVRE APHTEUSE ET CLAVELÉE

DANS LE DÉPARTEMENT DE L'HÉRAULT

MESURES A PRENDRE POUR COMBATTRE CES ÉPIZOOTIES

FIÈVRE APHTEUSE

ET

CLAVELÉE

DANS LE DÉPARTEMENT DE L'HÉRAULT

MESURES A PRENDRE

POUR COMBATTRE CES ÉPIZOOTIES

PAR

H^{te} VIALETTES

Secrétaire-adjoint de la Société départementale d'encouragement à l'Agriculture
de l'Hérault.

MONTPELLIER
IMPRIMERIE CENTRALE DU MIDI
(HAMELIN FRÈRES)

—

1902

AVANT-PROPOS

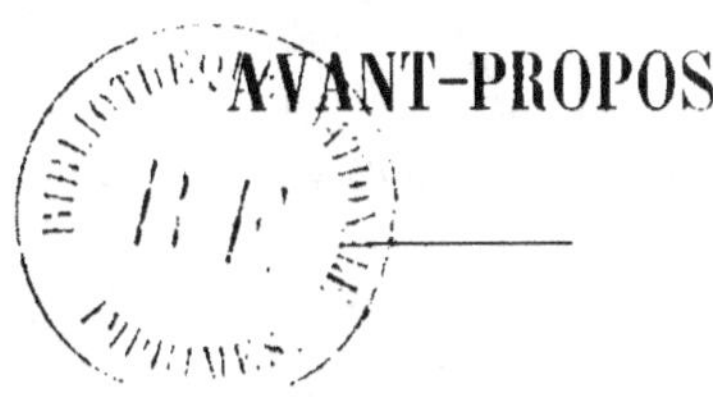

La Société départementale d'encouragement à l'agriculture
de l'Hérault me chargeait, le 3 décembre 1901, d'élaborer
un rapport sur la clavelée, la fièvre aphteuse, épizooties qui
ravagent annuellement notre département, et de rechercher
les mesures sanitaires nécessaires à prendre pour combattre
ces deux maladies. Pour mener à bien ce travail, j'ai dû
puiser à plusieurs sources, j'ai dû aussi demander à plusieurs
personnes compétentes de mettre à mon service leurs
connaissances techniques.

Je dois spécialement remercier, pour son obligeance et son
amabilité, M. Conte, le très distingué chef du Service sanitaire
de l'Hérault. Il s'est mis à ma disposition avec empressement,
pour me signaler les documents nécessaires. Ses rapports
annuels, adressés à la Préfecture de l'Hérault, sur l'état sanitaire du département, très documentés, très clairs, m'ont
fourni de nombreux renseignements. M. Conte, dans la *Revue
vétérinaire*, avait esquissé une réglementation de la circulation du bétail. Cette esquisse se retrouve presque littérale-
ment dans mon travail.

M. Frayssé, maire de Riols et conseiller général, m'a donné
divers avis ; je me félicite de les avoir suivis.

J'ai parcouru plusieurs ouvrages de M. Pourquier, directeur
de l'Institut vaccinal de Montpellier, avec profit.

Enfin, le rapport de M. Nocard, de mars 1897, a fourni,

dans mon mémoire, presque toute l'argumentation au sujet de la clavelisation préventive du bétail algérien.

Telles sont, brièvement énumérées, les principales sources consultées.

En terminant, formulons l'espoir d'avoir fait œuvre utile et d'avoir apporté, dans la discussion de ces questions brûlantes d'actualité, qui intéressent à un si haut point l'élevage méditerranéen, un travail pouvant avancer leur solution.

H. VIALETTES.

Montbazin, le 15 mars 1902.

FIÈVRE APHTEUSE ET CLAVELÉE

DANS LE DÉPARTEMENT DE L'HÉRAULT

MESURES A PRENDRE POUR COMBATTRE CES EPIZOOTIES

CLAVELÉE

Historique de la Clavelée dans ces dernières années dans le département

Clavelée dans le département de l'Hérault. — La clavelée sévit d'une façon fréquente et parfois sévère dans le département de l'Hérault. Elle détermine souvent des pertes graves. Dans l'espace de quelques années toutes les parties du département ont été envahies, mais à des degrés différents. Elle est surtout fréquente dans l'arrondissement de Montpellier, elle est relativement rare dans les arrondissements de Béziers et de Lodève, elle est l'exception dans celui de Saint-Pons.

Généralement la clavelée se répand par l'importation des moutons africains et diffuse par les transactions commerciales. Les foires, les marchés, sont un danger permanent de contagion, surtout avec la réglementation embryonnaire de la circulation du bétail dans certains départements. Néanmoins tous les moutons d'origine étrangère quels qu'ils soient peuvent être cause de l'infection (témoin l'épizootie de 1898 causée par l'importation de moutons espagnols ou pyrénéens).

Le département est généralement libre de clavelée jusqu'au mois de juillet. Puis les épizooties augmentent en automne, persistent en hiver, décroissent au printemps. Il résulte de l'examen des statistiques mensuelles que la maladie apparaît surtout avec l'arrivée sur nos marchés des moutons algériens.

En 1898, la clavelée a régné avec sévérité dans **l'arrondissement de Béziers**. Elle rayonne autour de cette ville. Importée à Saint-Thibéry par des moutons espagnols ou pyrénéens, la maladie ne s'étend pas au dehors de la bergerie primitivement infectée. Puis, après un court laps de temps, la maladie éclate à Sérignan, à Marseillan, à Cers, à Villeneuve, à Béziers. A Sérignan, la contagion gagne par reptation Sauvian et Vendres. La maladie est importée à Puech-Blanc (moutons des Corbières), à Lespignan, à Montady (moutons achetés à Béziers venant d'Ouveillan (Aude). Les communes de Colombiers, Capestang, Caux, Bassan, Laurens, Pinet, Castelnau-de-Guers, sont infectées par des ovins étrangers.

L'arrondissement de Montpellier est aussi attaqué. La maladie éclate à Villeneuve-les-Maguelone (moutons du Gard où la clavelée sévit gravement par suite de l'insuffisance du service sanitaire), à Lunel (moutons algériens importés à Cette), à Mèze, à Marseillan.

Dans l'arrondissement de Lodève la clavelée est observée à Saint-Pargoire, au Puech, à Bélarga.

En 1899, quelques foyers de clavelée sont observés dans l'arrondissement de Montpellier (Mauguio.....). Fin septembre, les troupeaux algériens sont débarqués à Cette ou à Marseille et contaminent Agde, Marseillan, Marsillargues, Villeneuve.

Dans l'arrondissement de Béziers la clavelée est reconnue à Béziers, à Alignan-du-Vent.

Dans l'arrondissement de Lodève, l'infection se déclare à Ceilhes, Cabrières, Lacoste, Pinet, Graissessac, Camplong, Laurens, Octon. Somme toute, l'épizootie claveleuse de 1899 est relativement bénigne et elle marque une accalmie, une halte dans la marche de la maladie.

Mais en 1900-1901, la clavelée reprend son cours avec une nouvelle violence. L'épizootie comprend deux principaux centres d'infection : l'un, peu important, reste limité dans l'arrondissement de Béziers, infectant Agde, Marseillan, Béziers ; l'autre, très étendu, est borné à l'Ouest par Montpellier, Lattes, Pérols ; à l'Est par la rivière du Vidourle ; au Nord par les communes des Matelles, Saint-Mathieu-de-Tréviers, Valflaunès, Fontanès ; au Sud par la Méditerranée. Ce foyer, situé, ainsi qu'il ressort, dans l'arrondissement de Montpellier, comprend la partie méridionale des cantons des Matelles et de Claret, les cantons de Lunel, Mauguio, Castries, et plusieurs communes des cantons de Montpellier. Quelques foyers erratiques sont observés dans les communes de Loupian, Montagnac, Villeveyrac, Argelliers, Saint-Paul-et-Valmalle.

Dans cette grande zone d'infection, l'intensité de la contagion atteint un tel degré de gravité, que quelques rares troupeaux seuls restent indemnes. La clavelée fut importée par des troupeaux venant du Gard et exposés pour la vente à la foire de Sommières.

Modes de contagion

Les modes de contagion les plus variés ont donné naissance aux diverses épizooties. Les bouchers ne se décident presque jamais à faire la déclaration prescrite par la loi sanitaire ; ils s'empressent d'abattre les animaux malades dès la constatation de la maladie ; les moutons contaminés, conduits au pâturage avec les troupeaux indigènes, infectent ces derniers par leurs toisons souillées de virus. Beaucoup de cas de clavelée, inexplicables en apparence, ressortent de ces modes de transmission. Les personnes et les petits animaux en contact avec les ovins affectés servent de véhicule au virus : les oiseaux de basse-cour, les bergers et leurs chiens sont dangereux à cet égard. Les fumiers et fourrages qui proviennent de bergeries infectées, peuvent propager la maladie d'une ferme à l'autre. Les marchands de bestiaux venant visiter les bergeries pour acheter le bétail peuvent être la source de l'infection. Dans les parties basses du département, les vétérinaires, les éleveurs, les vieux bergers, font jouer un rôle prépondérant aux moustiques (annada de mouïssaous, annada de picota, disent les gens du pays); sans nier d'une façon absolue cette action, celle-ci n'est pas encore bien prouvée et le rôle de ces petites bêtes n'est pas comparable à celui qu'elles jouent dans la transmission du paludisme ou de la filariose. Comme cas type de contagion à distance, on peut signaler l'introduction de la clavelée par des tondeurs qui venaient de travailler dans la Camargue, où la clavelée sévit de façon permanente. Enfin, la transhumance peut être aussi cause de la transmission de l'épizootie. C'est ainsi que sur les limites du département, la clavelée s'importe souvent, notamment dans les régions avoisinant le Gard. Les troupeaux appartenant à différents propriétaires, de différentes communes de départements différents, peuvent estiver simultanément en un même lieu. Si parmi ces troupeaux, il en est un qui soit infecté, il souillera les pacages, les chemins, les routes conduisant au lieu d'estivage, il contaminera presque certainement les autres troupeaux. A la descente, ceux-ci rentreront dans leurs bergeries respectives, infectant ainsi la commune où ils séjournent.

Mortalité

Le taux de la mortalité varie suivant certaines conditions. Dans les troupeaux où la maladie est reconnue dès ses premières manifestations, et seulement chez quelques animaux, la séquestration des bêtes affectées, la désinfection complète et énergique des locaux peuvent suffire pour arrêter la marche de l'épizootie. Ce système de prévention est inapplicable quand un grand nombre d'animaux sont atteints à la fois. Alors on placera les troupeaux frappés dans de bonnes conditions hygiéniques. La mortalité est toujours très élevée quand les malades sont entassés dans des bergeries basses, chaudes et insuffisamment aérées. Sous l'influence de ces causes le taux des pertes peut atteindre 44 et jusqu'à 59 pour 100 des malades. Les variations brusques de température sont aussi très dangereuses. Dans ces conditions, la mortalité peut être de 62 et même de 80 pour 100 de l'effectif des troupeaux. L'état de gestation détermine souvent des pertes considérables. Dans certains troupeaux 55 pour 100 des femelles pleines succombent ; celles qui résistent, avortent dans la proportion de 12 pour 100. L'influence de la race est un facteur important quant aux suites de la maladie. Les moutons barbarins-caussenards possèdent une résistance marquée. D'après les chiffres extrêmes recueillis la mortalité oscille entre 3 et 22 pour 100 chez ces ovins. Les races du Larzac et du Lauraguais (races dites du Pardilhan et des Causses), sont particulièrement sensibles à l'action du virus claveleux. Le taux des pertes chez ces races est toujours supérieur à 33 pour 100 des bêtes affectées. La réceptivité spécifique des agneaux se traduit par une augmentation dans le taux de la mortalité. Il atteint le chiffre de 44 pour 100 chez les agneaux âgés de moins de six mois.

Clavelisation

Pour réduire le taux des pertes à la limite du possible quand la la clavelée est observée dans un troupeau, la *clavelisation* de tous les animaux qui ont pu être contaminés constitue le seul moyen efficace d'enrayer la contagion. Par cette opération les pertes sont diminuées, on supprime les poussées successives de la maladie qui prolongent indéfiniment l'application des mesures sanitaires et qui rendent les troupeaux dangereux pendant longtemps. Les déclarations tardives rendent souvent la méthode irréalisable, tous les animaux étant contaminés, alors que la déclaration d'infection est prononcée. Si on clavelise un troupeau sous le coup de l'infection, il se produit des pertes graves, pertes imputables à la clavelée elle-même, et que les gens habiles, les esprits simplistes, attribuent à la clavelisation. Ce sont ces accidents qui rendent la méthode difficilement applicable dans nos contrées, à cause de la routine des petits éleveurs, paysans pour la plupart, attribuant à l'opération des dangers exagérés.

TABLEAU DES PERTES DUES A LA CLAVELÉE
DANS LE DÉPARTEMENT DE L'HÉRAULT DE 1889 à 1900

ANNÉES	COMMU-NES	NOMBRE des troupeaux atteints	EFFECTIF des troupeaux infectés	NOMBRE des malades	PERTES en animaux	PERTES EN ARGENT
1889	22	23	2.895	759	204	»
1890	7	7	906	47	»	»
1891	21	»	2.567	649	244	7.662
1892	11	16	793	83	57	1.254
1893	9	9	946	35	31	754
1894	43	79	8.368	»	1.186	58.800
1895	35	46	6.336	2.201	413	23.419
1896	»	5	478	48	6	150
1897	11	15	3.358	206	57	1.425
1898	»	41	4.512	2.002	520	16.615
1899	»	44	3.218	1.001	274	8.021
1900	»	120	16.511	6.078	2.065	50.900
Totaux.	»	405	50.888	13.109	5.057	»

Est-ce à dire que la clavelisation soit sans danger ? Non, certes !
Toutes les causes qui augmentent ou diminuent la réceptivité à l'égard de la maladie naturelle s'exercent également chez les animaux

clavelisés. Sous l'influence de la race, de l'âge, du froid, de la gestation, la mortalité peut atteindre 21 pour 100 des animaux clavelisés. Une maladie concomitante aggrave les suites de la clavelisation. Chez des troupeaux caussenards, placés dans de bonnes conditions hygiéniques, le chiffre des pertes tombe à 1 pour 100. Généralement chez les adultes la mortalité est de 6 pour 100 des animaux clavelisés. La clavelisation est contre-indiquée chez les agneaux âgés de moins de quatre à cinq mois où la mortalité consécutive à l'inoculation (39 pour 100) est aussi élevée que lorsqu'ils sont atteints de clavelée naturelle (44 pour 100).

Moyens de combattre la clavelée

Comment pouvons-nous combattre la clavelée? — Nous n'avons aucun remède efficace pour combattre cette infection. Seule, la clavelisation permet de réduire le taux des pertes. Mais de remède spécifique susceptible de combattre cette maladie, ou de traitement approprié pour lutter contre elle, nous n'en possédons pas. L'idéal serait évidemment de trouver un procédé d'immunisation qui permît de rendre réfractaires à la contagion, les troupeaux infectés. Il faudrait découvrir une méthode d'immunisation comparable à la sérothérapie du rouget du porc, à la vaccination de Pasteur dans la fièvre charbonneuse des animaux, au virus jennerien contre la variole humaine. Ce remède contre la clavelée est encore à trouver, mais en considérant les progrès et les procédés de la science actuelle, nous ne désespérons pas de le voir découvrir dans un avenir prochain.

Restent donc pour prévenir la maladie les *mesures prophylactiques*.

Mesures prophylactiques

Les mesures préventives peuvent ici se diviser en *trois sortes :*

1° *Enrayement de la contagion dans un troupeau ;*

2° *Eviter la diffusion dans un pays envahi ;*

3° *Eviter l'envahissement dans un pays indemne.*

1° *Enrayement de la contagion dans un troupeau.* — Quand on reconnaît immédiatement la maladie dans un troupeau et que quelques animaux seulement sont atteints, les moutons malades seront séquestrés, la bergerie évacuée et désinfectée ; tous les moutons sains seront examinés individuellement; ceux qui présenteront un signe quelconque de clavelée seront considérés comme suspects et retirés du troupeau. Ce mode de prévention demande beaucoup de soin, de volonté, de vigilance. Il est parfois impossible. Presque toujours il faut avoir recours à la clavelisation dite de nécessité.

2° *Pour éviter la diffusion dans un pays envahi.* — Voici les mesures sanitaires qui ont été appliquées dans l'Hérault où un sérieux service sanitaire fonctionne. Elles ont donné des résultats appréciables et souvent ont localisé les infections. Sitôt la maladie reconnue, le propriétaire du troupeau était astreint à faire la déclaration à l'autorité municipale. L'exploitation où siégeait la maladie était déclarée infectée ainsi que les locaux, les pâtures où se trouvaient les animaux malades et suspects. Quand plusieurs bergeries étaient simultanément infectées ou successivement, la déclaration d'infection était étendue à toute la commune, on interdisait la sortie du périmètre déclaré infecté, à aucun animal de l'espèce ovine: on défendait le passage sur le territoire déclaré infecté aux animaux des autres localités susceptibles de contracter la clavelée; on obligeait les propriétaires ou les bergers à tenir leurs chiens à l'attache en dehors de l'usage auquel ils étaient destinés; on décrétait l'apposition de poteaux indicateurs portant le mot « *clavelée* » sur les chemins conduisant aux locaux et pâturages contaminés. Parfois, ces mesures, même dans notre département, ont échoué malgré la vigilance des agents du service sanitaire. Les déclarations tardives à l'autorité municipale annihilaient l'action du service. Ces déclarations n'ont lieu souvent que quand la totalité ou la grande majorité du troupeau est affectée ou que les bergers voisins menacent de représailles les propriétaires des animaux claveleux; dans ces conditions, toute la commune est contaminée avant la déclaration d'infection. Si les mesures préventives sont quelquefois inefficaces dans l'Hérault, elles sont complètement illusoires dans les départements possédant un service sanitaire absolument insuffisant, où le bétail circule librement, emportant dans les foires et les marchés les germes de contagion, semant sur son passage les virus des maladies contagieuses à foison. Plus loin nous exposerons une réglementation de la circulation du bétail ainsi qu'une organisation des services sanitaires qui permettraient, dans une large mesure, d'atténuer les maladies contagieuses (clavelée, fièvre aphteuse).

3° *Pour éviter l'envahissement dans un pays indemne.* — Les épizooties claveleuses arrivent par voie terrestre et par voie maritime. Pour la voie terrestre, on a préconisé certaines mesures bonnes théoriquement, mais qui, pratiquement, sont insuffisantes ou s'appliquent d'une manière incomplète ou difficile. Pour éviter l'introduction des animaux suspects, on a préconisé l'interdiction de la frontière. Des considérations d'ordre économique supérieur ne permettent pas cette mesure. En outre, il est presque impossible d'empêcher toute communication entre pays différents le long de la limite du territoire. La visite à la frontière est totalement insuffisante et inefficace.

Pour la voie maritime, la visite à la douane est également inefficace. Celle-ci consiste essentiellement à faire passer entre deux barrières les moutons débarqués ; la maladie est reconnue chez les moutons portant des lésions à la tête ; chez les autres où les pustules évoluent dans les autres parties du corps, la clavelée reste insoupçonnée et la contagion se propage dans les localités où le bétail est transporté. L'examen individuel serait plus efficace mais ne serait pas encore suffisant. Les animaux soumis à la visite peuvent avoir leur toison infectée ; il ne sera pas possible de s'en assurer, ensuite des difficultés d'application s'opposent à la réalisation de cette mesure.

Leblanc dans un rapport à la Société des agriculteurs de France, daté du 28 mars 1897, signale les côtés défectueux de cette visite. Elle ne pourra se faire par suite de l'encombrement du bétail résultant de la multiplicité des arrivages. Dans une journée, M. Leblanc a vu débarquer à Marseille 19.000 moutons. Il faudrait une armée de vétérinaires et d'aides pour pratiquer sûrement cette visite.

Ainsi donc, toutes les mesures sanitaires proposées pour préserver la métropole sont insuffisantes. Il faut donc organiser en France un service sanitaire qui puisse promptement étouffer le mal lors de son arrivée.

Clavelisation préventive du troupeau algérien

Toutefois la clavelée, dans la région méditerranéenne et même en France, pourrait être largement atténuée et presque supprimée grâce à une mesure qui a fait ces temps derniers beaucoup de bruit, qui a été et est encore passionnément discutée, *grâce à la clavelisation du troupeau algérien.*

La production du bétail ovin en France est inférieure à la consommation. Divers pays forment l'appoint nécessaire ; l'Algérie, parmi eux, importe annuellement une quantité respectable de bêtes à laine. Voici quelques chiffres montrant l'importance des envois de notre colonie.

1891........	391.097	1895........	1.170.271
1892........	901.548	1896........	758.790
1893........	778.699	1897........	1.076.369
1894........	1.427.330	1900........	600.000

Cette quantité de bétail se répand surtout sur le littoral méditerranéen et infeste cette région, car en Algérie, la clavelée sévit à l'état enzootique.

Pour prévenir de semblables infections, on a songé à arrêter le mal à sa source même, c'est-à-dire en clavelisant le troupeau algérien.

La clavelée *sévit en permanence en Algérie*, elle *sévit d'une façon très bénigne*.

Bernis va même jusqu'à dire : « *qu'il n'a pas eu connaissance, durant sa carrière, d'un seul cas de clavelée*. Néanmoins, écrit-il, quelque chose lui ressemble un peu. En été, en automne, on remarque souvent de petits boutons à la tête. Est-ce la clavelée? Il ne le pense pas. Ces boutons ne sont pas de nature contagieuse et n'ont jamais eu aucune influence sur la santé générale des bêtes à laine. Il croit que les épines sèches des paturages sont leur unique cause. ».

Cette note de **Bernis** établit le contraire de ce que croyait son auteur. Elle établit les caractères spéciaux de l'éruption claveleuse sur le mouton algérien, sa bénignité sur le mouton indigène, sa fréquence à certaines époques.

Leblanc dit: « La clavelée est tellement inoffensive en Algérie qu'il est désirable de claveliser préventivement tous les animaux puisque l'inoculation n'expose le propriétaire indigène à aucun risque, à aucun péril, tout en garantissant de la contagion la métropole et les pays importateurs. »

Trabut écrit : « que le mouton en Algérie est remarquable par son endurance à la chaleur, au froid, au manque de nourriture, d'eau, et est très résistant aux diverses affections épizootiques telles que le charbon et la clavelée. »

Argoud, vétérinaire à St-Denis du Sig, note que : « la clavelée, grave chez les agneaux, est généralement bénigne chez les adultes algériens. Elle existe d'une façon endémique en Oranie, mais son peu de gravité est cause que les éleveurs ne l'ont jamais redoutée. »

MM. Nocard et Leclainche, dans leur excellent « *Traité sur les maladies microbiennes des animaux*, avancent: « que la résistance des moutons africains à la clavelée ne peut être rapportée qu'à un affaiblissement du virus, elle est inhérente à l'individu et doit être rapportée à une accoutumance héréditaire de l'organisme aux effets du virus. La clavelée sévit de temps immémorial en Afrique et tous les moutons sont affectés. Dès lors, il se peut qu'une certaine immunité renforcée de générations en générations soit transmise aux descendants. » Mais cette clavelée très bénigne et peu meurtrière en Algérie est extrêmement dangereuse pour les races ovines françaises ; aussi, pour mettre celles-ci à l'abri de la contagion algérienne, danger permanent pour le troupeau métropolitain, s'est-on préoccupé de claveliser préventivement les moutons algériens puisque les mesures sanitaires prescrites en France contre la clavelée de notre colonie sont insuffisantes. Cette mesure est réclamée depuis longtemps déjà. Dès 1879, le Ministre de l'Agriculture insistait sur l'intérêt qu'il y aurait à propager dans la colonie la pratique de la clavelisation. En 1887, le Comité consultatif des épizooties insistait sur l'utilité de la clavelisation ; en 1892, le même Comité voyait dans l'extension de la clavelisation la seule mesure permettant d'enrayer les dangers résultant de l'exportation des ovins algériens ; en 1895, il insistait de nouveau sur la nécessité de généraliser la mesure dans le plus bref délai possible.

Et Nocard, à plusieurs reprises, dans le cours de son très remarquable rapport au gouverneur de l'Algérie, daté de 1897, affirme *« que seule la clavelisation préventive peut donner toute garantie aux importateurs français de moutons algériens »*. — Claveliser systématiquement le troupeau algérien, dit-il plus loin, c'est donc comme le Comité des épizooties n'a pas cessé de l'affirmer depuis 1877, la seule solution pratique du problème. « Finalement le savant professeur d'Alfort conclut ceci :

1° *Que la clavelisation des troupeaux exportés d'Algérie est la seule mesure capable de garantir efficacement la Métropole contre l'importation de la clavelée ;*

2° *Que cette mesure, loin d'être une utopie, est pratiquement réalisable ;*

3° *Que sa mise à exécution, augmentant la valeur marchande des moutons algériens, contribuerait ainsi à la progression de la richesse publique en Algérie.*

Comme il fallait s'y attendre, on a fait plusieurs objections à cette mesure, objections portant les unes, sur l'organisation, le mode de l'opération, les autres, sur le principe même de la clavelisation. Toutes ces objections ont été victorieusement combattues par Nocard, dans son rapport de 1897. Pour les premières (où se procurer le claveau nécessaire pour faire les clavelisations, comment reconnaître les animaux qui auront été inoculés efficacement, comment inoculer, en temps utile, un aussi grand nombre d'animaux répartis en d'immenses territoires, qui fera les frais de l'opération ?). Nocard a montré que le claveau fourni par l'Institut Pasteur d'Alger était suffisant pour claveliser telle quantité d'ovins qu'il serait nécessaire, qu'il était pur et actif, que par un bouton spécial apposé à l'oreille, on pourrait reconnaître les animaux clavelisés, que l'on pourrait créer un service spécial de clavelisation, que ce service pourrait être confié à l'autorité militaire, surtout pour les immenses troupeaux du sud algérien, et, qu'enfin, les frais de l'opération seraient couverts par l'augmentation de la taxe d'exportation ; l'exportateur payerait ce supplément de taxe, mais il bénéficierait le premier de la plus-value acquise par les moutons algériens. Parmi les secondes, la plus grave que l'on ait faite est celle-ci, *la clavelisation est loin d'être inoffensive ; souvent elle provoque des pertes considérables.* Si cette objection était juste, il faudrait évidemment renoncer à la mesure préconisée, mais empruntons toujours au rapport de Nocard quelques arguments qui me paraissent réfuter victorieusement cette hypothèse : « Tous les vétérinaires, au nombre de vingt-quatre, qui ont pratiqué la clavelisation, disent que celle-ci, faite suivant les règles, est réellement inoffensive, la mortalité est insignifiante, 1 ou 2 pour 1000.

Brémond, vétérinaire chef du département d'Oran, qui a fait depuis 1898 plus de 100.000 inoculations, dit : « La clavelisation ne tue pas les moutons, elle ne les rend pas malades ; la généralisation de l'éruption est certainement rare. Elle est sans danger quand elle est pratiquée sur le mouton algérien en temps opportun par des mains expérimentées. Si l'on a eu des insuccès avec le claveau de l'Institut Pasteur d'Alger, c'est qu'on n'a pas su l'employer. » Il faut, écrit à ce propos Nocard, savoir claveliser et il énumère certaines règles qu'il faut connaître pour pratiquer la clavelisation. S'il sait tout cela, ajoute l'illustre praticien, le vétérinaire peut claveliser en toute sûreté. A l'appui de cette assertion, Nocard donne une statistique probante. Plus de 500.000 moutons ont été clavelisés depuis le 1er janvier 1898 jusqu'au 30 août 1899. La mortalité a été nulle, inférieure à 1 pour 1000, les accidents rares et les éruptions généralisées peu nombreuses. Même alors que la clavelisation a porté sur des troupeaux déjà infectés, la mortalité globale a été peu élevée. Il faut juger des résultats de la clavelisation quand celle-ci a été faite à titre préventif. En Algérie, on a bruyamment protesté contre les méfaits de la clavelisation, mais le plus souvent, il s'agissait de troupeaux clavelisés en pleine éruption claveleuse et on a mis sur le compte de l'opération et de l'opérateur les accidents survenus. Parfois, il s'agissait de troupeaux atteints simultanément de clavelée et de strongylose (Vialar), et on a inscrit au passif de la clavelisation la mortalité survenue après l'opération, même, celle observée trois ou quatre mois après la disparition de la clavelée. Or, d'après une enquête faite sur plusieurs troupeaux du voisinage, atteints de strongylose, mais non clavelisés, on a vu le pourcentage des pertes être exactement égal à celui des troupeaux inoculés. »

Nocard réfute ainsi cette grave objection. Avec lui, nous désirons vivement la clavelisation préventive du bétail algérien, qui permettrait de réduire notablement, en France, la clavelée. Aussi souscrivons-

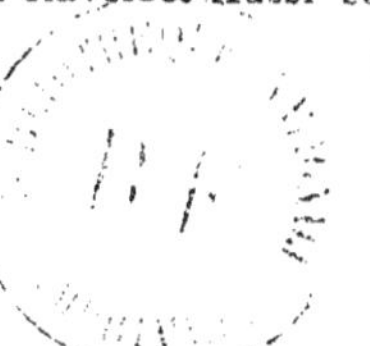

nous entièrement à la mesure prise par le Gouvernement, le 26 février 1901, à la suite du rapport de M. Nocard, portant que les animaux de l'espèce ovine provenant de l'Algérie ne seront admis en France que s'ils ont été clavelisés au moins un mois avant l'exportation. Toutefois, dit l'arrêté, à titre de mesure transitoire, les moutons non clavelisés continueront à être admis, en France, jusqu'au 1er mai 1902, sous certaines conditions. Exprimons le vœu que la mesure gouvernementale devienne définitive et soit applicable, à partir du 1er mai 1902, sans aucune restriction.

Le délai de trente jours est-il suffisant pour rendre les troupeaux clavelisés non dangereux?

De prime abord, ce laps de temps semble insuffisant. Le virus claveleux, inoculé, détermine la formation de pustules qui s'ouvrent, répandant leur contenu virulent sur les toisons. Les pustules se desséchent, disséminant sur la laine les croûtes infectées, contaminant ainsi la bête. Mais, en réalité, ce n'est pas trente jours, mais une quarantaine de jours qui sont imposés, comme délai, pour l'importation du bétail algérien clavelisé. Il faut trente jours pleins pour que l'éruption claveleuse évolue. Les démarches faites à la préfecture pour la levée de la déclaration d'infection, la transmission aux autorités municipales de l'autorisation de la levée durent, au minimum, cinq ou six jours. Ensuite l'embarquement, la traversée, le débarquement prennent également, au minimum, cinq ou six jours ; ce qui revient à dire qu'entre le moment où la clavelisation a été effectuée et le débarquement en France du troupeau clavelisé s'écoule une durée d'une quarantaine de jours, ce qui est suffisant pour ne pas contaminer le bétail français. En France, même au bout de quarante, quarante-cinq jours, la levée de la déclaration d'infection est effectuée. On prescrit, il est vrai, de laver les bêtes à ce moment, mais quel est l'éleveur qui s'est soumis à cette mesure? Et pourtant on ne remarque pas qu'un troupeau qui a la libre pratique à cette époque, soit dangereux pour d'autres troupeaux sains. Aussi pouvons-nous admettre la durée d'un mois, fixée par l'arrêté ministériel, pour l'admission des ovins clavelisés en France. D'ailleurs, si l'on craint essentiellement les chances de contamination, on pourrait attribuer à la séquestration des animaux clavelisés une plus grande durée, quarante jours, par exemple, ce qui porterait, en réalité, à cinquante jours l'espace compris entre la clavelisation et l'admission dans la métropole des moutons algériens.

Ajoutons aussi, qu'en ces derniers temps, M. Pourquier a fait connaître un procédé spécial de clavelisation, qui abrège la durée de l'arrêté d'infection. Par ce procédé, il supprime l'infection des toisons par le virus claveleux. Il serait à souhaiter que ce mode de clavelisation se généralisât.

Conclusions

Voilà terminée notre modeste étude sur la clavelée dans notre département. Il en résulte deux choses: 1° Malgré l'organisation sérieuse du service sanitaire dans l'Hérault, celui-ci ne peut prévenir l'importation de la clavelée par les départements voisins, parce que, dans ces départements, le service sanitaire est généralement défectueux et que pour lutter contre l'extrême contagiosité de la clavelée, il faut une surveillance sévère et de tous les instants; 2° l'importation de la clavelée dans le littoral méditerranéen, en particulier, et dans la France, en général, est due surtout à l'importation du bétail algérien, mais en ce qui concerne la clavelée africaine, nous pouvons lutter efficacement pour en préserver notre territoire, grâce à la clavelisation préventive du troupeau algérien ; aussi, devons-nous réclamer qu'à partir du premier mai 1902, l'arrêté ministériel du 26 février 1901, portant que les animaux de l'espèce ovine provenant de l'Algérie ne seront admis en France que s'ils ont été clavelisés au moins un mois avant l'exportation, doit être mis, sans aucune restriction, en vigueur.

FIÈVRE APHTEUSE

DANS LE DÉPARTEMENT DE L'HÉRAULT

La fièvre aphteuse sévit indistinctement dans les quatre arrondissements du département. Pourtant, il semble que l'arrondissement de Lodève paie à la maladie un plus grand tribut que les autres. Elle règne indifféremment à toutes les époques de l'année parce que d'une façon continuelle le département de l'Hérault reçoit des départements voisins (notamment du Tarn et de l'Aveyron) des animaux aphteux, animaux qui sont exposés dans les foires et marchés tenus hebdomadairement dans certains centres. Il n'y a pas ici, comme pour les moutons algériens, des arrivages à époque fixe, causes de la maladie à une époque déterminée de l'année et presque toujours la même.

Historique de la fièvre aphteuse dans le département pendant ces dernières années

Dès 1891 la France est envahie par la fièvre aphteuse qui sévissait depuis 1887 dans divers États de l'Europe centrale. La même année le département de l'Hérault est infecté dans l'arrondissement de Béziers, par une vache de provenance italienne. Quelques rares foyers persistent les années suivantes.

En 1897 la contagion diffuse brusquement dans toutes les parties du département ; les arrondissements de Lodève et de Saint-Pons sont gravement atteints.

En 1898 la contagion sévissant sérieusement dans le Plateau central ne tarde pas à se montrer dans le département de l'Hérault et, au mois d'octobre de cette année, la maladie est observée simultanément dans plusieurs communes. Elle est observée à Lodève (bovidés, race Aubrac), Clermont-l'Hérault, Olmet, Le Caylar, Ceilhes. Le retour des troupeaux transhumants marque une recrudescence de l'épizootie. En novembre 1898, elle sévit à Lattes, à Argelliers, au Causse-de-la-Selle, Cazevieilhe,

Saint-Jean-de-Buèges, Saint-Martin-de-Londres. Les animaux vendus à la foire du Caylar contaminent La Vacquerie, Roqueredonde, Saint-Félix-de-l'Héras. La foire de Ceilhes eût été également désastreuse sans l'énergique intervention du vétérinaire chargé de la surveillance du marché qui chasse les animaux dangereux. Les animaux provenant des foires de Saint-Affrique contaminent certaines communes.

La vente des vaches laitières par des marchands de Béziers et de Montpellier, infectent Graissessac, Saint-Pargoire, Villeveyrac, Servian, Agde.

Dans les premiers mois de 1899 le colportage des porcs réalise la diffusion de la cocotte. Les marchés de Béziers, Clermont-l'Hérault, Montpellier, sont les centres de contagion. La maladie est constatée à Béziers, Saint-Pons, Riols, Pouzolles, Teyran, Lodève, Lunas, La Vacquerie, Courniou, Saint-Geniès, Autignac, Alignan-du-Vent, Cazouls-les-Béziers. Les fumiers, les litières, les fourrages, provenant d'étables contaminées, assurent la transmission de la maladie dans plusieurs communes (Montpellier, Lattes). Les personnes en contact avec les animaux aphteux servent de vecteur au virus ; les bouchers et leurs aides sèment la contagion dans les communes de Béziers et de Montagnac. Les routes suivies par les animaux malades sont également dangereuses quant à la propagation de la maladie ; la fièvre aphteuse est ainsi transmise à un troupeau de porcs dans les environs de Béziers.

En 1900 l'accalmie momentanée n'a pas persisté. Elle a été suivie d'une recrudescence extrêmement grave. Depuis juillet 1900, la fièvre aphteuse règne en permanence dans le département. Cette grave épizootie est due à l'introduction incessante pendant l'hiver 1900-1901, de porcs gras contaminés venant des départements limitrophes. Tributaire de ces derniers, notamment de l'Aveyron et du Tarn quant à l'élevage des espèces bovine et porcine, le département de l'Hérault paie toujours un lourd impôt aux maladies qui sévissent dans le Plateau central. Une observation constante montre que toutes les fois que la fièvre aphteuse règne dans le Tarn, dans l'Aveyron et dans la Lozère, quelles que soient les mesures sanitaires prises, le département est envahi dans un avenir plus ou moins prochain. La rapidité du transport du bétail de provenance suspecte, depuis la mise en activité de la ligne de chemin de fer de Béziers à Neussargues, constitue un danger permanent de la diffusion de la contagion. En moins de quarante-huit heures, les animaux suspects sont transportés du lieu d'origine au lieu où ils doivent être exposés pour la vente. Ils infectent ainsi les wagons, les gares, les foires, les marchés où ils sont introduits avec promptitude. Aussi toutes les mesures sanitaires prises pour prévenir l'importation de l'épizootie dans notre département, sont-elles déjouées par suite de l'insuffisance des services sanitaires des départements voisins.

En 1900 les marchés de consommation de Montpellier, de Clermont-l'Hérault constituent les centres d'infection d'où rayonne la contagion ; à Saint-Jean-de-Védas, Saint-Geniès-des-Mourgues, Saint-Christol, Mauguio, la fièvre aphteuse est introduite par des porcs gras, achetés sur le marché de Montpellier. Le marché de Clermont-l'Hérault a valu à l'arrondissement de Lodève une épizootie menaçant d'envahir tout le département (Communes de Lacoste, du Bosc, du Puech, Liausson, Ceilhes). Après les foires de Bédarieux, de Faugères, de Saint-Gervais, toute la partie septentionale de l'arrondissement de Béziers et le canton de Lunas sont infectés. (Communes de Taussac, Joncels, Rosis, Lunas, Carlencas, Pézenas, Combres). La commune de Ceilhes est contaminée par des porcs achetés à la foire de Camarès.

Indépenlamment du colportage des porcs, d'autres modes de transmission ont contribué à la propagation de la fièvre aphteuse dans le département. A la suite de l'acquisition de vaches laitières, on signale des foyers de maladie à Montpellier, Agde, Pomérols, Lunas, Nébian. Le simple passage des animaux sains sur les chemins parcourus par des animaux malades réalise la contagion (Courniou, Estréchoux, Lunas, Saint-Pargoire). Les bouchers, bergers, les personnes étrangères aux exploitations ont infecté certaines étables ou bergeries (Pardailhan, Cazouls-l'Hérault, Saint-Martin-de-Londres). Les déplacements d'animaux de boucherie provoqués par les manœuvres du XVIe corps d'armée contagionnent la commune de Saint-Félix-de-l'Héras. Souvent aussi l'infection est réalisé par des modes indirects de contagion qui échappent à toutes les investigations. Dans plusieurs communes (Villeneuve-les-Maguelone, Péret, Usclas, Cabrières), l'origine de la maladie n'a pu être établie.

Voilà, rapidement fait, l'historique de la maladie dans le département pendant ces dernières années.

Modes de diffusion

D'après ce qui précède, nous voyons la fièvre aphteuse introduite surtout par des animaux venant du Plateau central. La diffusion est assurée par le colportage des porcs, les transactions commerciales, la transhumance des troupeaux. Les éleveurs cachent la maladie et vendent à la foire voisine les animaux suspects. Cette habitude est passée à la hauteur d'un principe dans le département de l'Aveyron. Les marchands de bestiaux ne font jamais la déclaration prescrite par la loi sanitaire ; toutes les ruses sont employées pour trouver en défaut les agents de l'autorité, et leurs efforts sont malheureusement trop souvent couronnés de succès par la complaisance aveugle des acheteurs. Ces difficultés seront seulement surmontées alors que la circulation du bétail sera subordonnée à la production d'un certificat d'origine et de santé. La visite sanitaire des étables des marchands de bestiaux ne donne aucune sécurité, ces derniers possèdent des étables clandestines, dans lesquelles les animaux contaminés sont évacués. L'insuffisance de la désinfection du matériel de transport, des quais d'embarquement ou de débarquement des gares est incriminée. On peut aussi mettre en cause la levée hâtive de la déclaration d'infection. Constatée dans une commune, la fièvre aphteuse reste exceptionnellement localisée à une exploitation agricole ; la promiscuité des étables ou bergeries, les rapports incessants des fermiers, le transport possible par les petits animaux (chiens, chats) assure la contagion et celle-ci, par reptation, s'étend à toutes les fermes d'une même commune, souvent même aux communes voisines. Les foires et marchés sont aussi des centres d'infection très dangereux ; une surveillance sévère est de rigueur dans ces réunions commerciales.

Pertes

La fièvre aphteuse a évolué sous une forme généralement bénigne chez les animaux adultes. Chez les jeunes animaux la maladie est plus grave : les agneaux de lait notamment succombent en grand nombre.

TABLEAU DES PERTES DANS LE DÉPARTEMENT DE L'HÉRAULT
(Années 97-98-99-1900)

ANNÉES	NOMBRE des communes infectées	BOVIDÉS atteints	OVINS atteints	SUIDÉS atteints	BOVIDÉS morts	OVINS morts	SUIDÉS morts
1897	11	46	1.207	69	2	842	»
1898	47	206	5.813	75	15	279	16
1899	20	105	278	36	4	»	»
1900	65	151	8.151	120	6	888	8
Totaux.	143	508	15.449	300	27	2.009	24

Si la fièvre envahissait un troupeau au moment de l'agnelage, les agneaux âgés de quelques jours étaient voués à une mort certaine, puis on observait la diminution de la mortalité à mesure que les animaux avançaient en âge. Moindre chez les agneaux d'une vingtaine de jours, elle était nulle quand les agneaux atteignaient un mois. L'évolution de la maladie était en général rapide, parfois les animaux succombaient en quelques heures ; les agneaux en bonne santé la veille étaient trouvés morts le lendemain. Cette forme septicémique de la fièvre aphteuse a été également observée chez les poulets.

Gravité de la fièvre aphteuse

Si la fièvre aphteuse dans notre département a évolué d'une façon généralement bénigne, il ne faut pas croire que cette épizootie soit toujours peu grave quant à la mortalité. En tout cas, si la vie des bêtes atteintes est parfois peu en danger, si la maladie ne les tue pas dans une grande proportion, elle est toujours au point de vue économique désastreuse. A ce seul titre il conviendrait de prendre sans cesse des mesures sanitaires sévères pour éteindre tout foyer de contagion. Mais, même au point de vue de la gravité, certaines régions sont atteintes de formes de cocotte très graves et paient un lourd tribut à la mortalité. Qui sait si un jour ou l'autre, dans nos contrées, les formes graves de l'épizootie ne remplaceront pas les formes bénignes et si ces mesures, que beaucoup d'éleveurs, que beaucoup d'assemblées repoussent, ne seront pas alors réclamées à grands cris! Il faut protester contre la légende de l'innocuité de la fièvre aphteuse, admise par un assez grand nombre de personnes, et non des moindres. N'a-t-on pas vu dernièrement un grand journal du Midi publier un article sur la fièvre aphteuse, où le rédacteur arrivait à ces conclusions, appuyées par un Conseiller général du Midi, « que la fièvre aphteuse est dans nos pays une maladie très anodine et qu'il est inutile d'ennuyer tout le monde pour surveiller à grands frais, minutieusement, une indisposition dont on peut se garer avec quelques précautions? » Le Conseiller général proclamait en plus « que les mesures sanitaires prescrites par la loi pour arrêter la maladie sont inutiles et ruineuses.» Grubi, vétérinaire du département du Gers, réfutait ces assertions dans un bref article paru dans un autre journal, où il montrait le danger, la gravité de la maladie, l'utilité des mesures sanitaires, où il disait en substance ceci: « La fièvre aphteuse est-elle une maladie anodine ? D'après les renseignements provenant du service central sanitaire des épizooties, les pertes causées en France par cette maladie peuvent être évaluées à la somme de 80 millions pour chacune des années 1899-1900. Celles résultant de la mortalité s'élèvent à la somme de 15 millions, dont 5 peuvent être attribués à la forme foudroyante qui tue les animaux en quelques minutes. Cette forme a été observée, il y a peu de temps, dans les départements du Nord, Allier, Puy-de-Dôme, Aisne, Calvados, Deux-Sèvres, Côtes-du-Nord, Pyrénées-Orientales. Le restant des pertes est dû à l'amaigrissement des animaux, au tarissement du lait, aux avortements, à l'interruption des travaux agricoles. Voilà le caractère *anodin* de la maladie. Les mesures sanitaires sont-elles utiles? Tous les États de l'Europe ont pris des mesures contre cette maladie, spéciales et parfois très sévères, comme la Grande-Bretagne où on est allé jusqu'à faire abattre les malades et les contaminés sitôt le moindre cas déclaré. Ces mesures ont été prises à la suite de lois préparées par les plus grands savants que comptent les sciences médicale, vétérinaire, juridique, qui n'ont en vue que la sauvegarde de la santé publique et les intérêts de l'agriculture. » Ainsi dans ces pays on reconnaît la gravité de la fièvre aphteuse, et on la combat vivement.

Pour établir encore le caractère sérieux de la cocotte, produisons l'opinion de Nocard et Leclainche exprimée dans la deuxième édition de leur traité sur les maladies microbiennes des animaux. Après avoir montré par une statistique générale combien les épizooties aphteuses sont fréquentes en Europe et combien le nombre des animaux atteints dans les attaques récentes est élevé, surtout en Allemagne, en Hongrie, en Autriche, en Suisse, en Hollande, en Russie, où dans certains gouvernements comme ceux de Saratoff, Kiew, Kasan, la mortalité s'est élevée à 70 pour 100, les deux savants ajoutent : « La fièvre aphteuse est toujours désastreuse au point de vue économique. Alors même que la mortalité est faible ou nulle, des pertes considérables résultent du retard apporté à l'accroissement des bêtes, de l'amaigrissement des animaux soumis à l'engraissement, du repos forcé pour les animaux de travail, de la perte ou de l'utilisation restreinte du lait pour les brebis laitières. En outre, il faut tenir compte des complications parfois irrémédiables qui sont les conséquences d'une atteinte bénigne en apparence. En Angleterre, on estime à 62 fr. 50 la dépréciation moyenne causée par la fièvre aphteuse ; les pouvoirs publics considèrent la maladie comme aussi redoutable que la peste bovine. En évaluant à 30 francs par tête seulement la moins-value causée pour les seuls bovidés, on voit que chaque épizootie coûte à la France plusieurs dizaines de millions ».

Il me paraît inutile d'insister en présence de pareilles affirmations,

venant de personnes aussi autorisées, aussi compétentes. Bornons-
nous à dire simplement que la fièvre aphteuse est redoutable, que
dans l'intérêt des agriculteurs il faut la combattre avec énergie.

Mesures pour combattre la fièvre aphteuse

Pour combattre la fièvre aphteuse nous n'avons point de remèdes
physiologiques efficaces, aussi faut-il s'adresser, pour mener le bon
combat, aux mesures prophylactiques.

1° Dans une étable ou une bergerie infectée on isolera les malades,
on les soignera le plus hygiéniquement possible.

2° Dans une région, on pourrait prendre des mesures sanitaires
spéciales, mais tant que la circulation du bétail ne sera pas réglemen-
tée d'une façon sérieuse et uniforme dans tous les départemente, la
lutte contre la cocotte sera inefficace. Voici succintement les mesures
édictées dans l'Hérault, qui ont donné dans le département d'assez
bons résultats. La constatation de la fièvre aphteuse dans une exploitation entraînait la déclaration d'infection des locaux, des pâtures où
étaient les animaux malades. Plusieurs étables ou bergeries étaient-
elles simultanément ou successivement infectées, on interdisait la sortie
du périmètre infecté à tout animal des espèces bovine, porcine, ovine
ou caprine ; on défendait le passage du territoire infecté aux animaux
des autres localités, susceptibles de contracter la fièvre aphteuse ; les
chiens devaient être tenus à l'attache en dehors de l'usage auquel ils
sont destinés ; on apposait des poteaux indicateurs avec ces mots :
« *Fièvre aphteuse* », sur les parcours menant aux lieux infectés. Les
foires et marchés étaient rigoureusement surveillés. En outre, quand
la maladie était signalée dans les communes de l'Hérault, la préfecture en avisait les départements voisins. Les administrations voisines
n'ont pas agi de même. Les faits de contagion observés dans les
départements limitrophes n'ont pas été signalés à l'administration de
notre département. Ce sévère régime faisait le vide autour de la
contagion. Chaque fois qu'il a été appliqué, l'épizootie est arrêtée.

3° Pour préserver un pays indemne et non protégé par des
frontières naturelles, les mesures sanitaires sont difficiles à appliquer.
La visite sanitaire du bétail importé ne donne quelque garantie que
si une quarantaine suffisante est ordonnée ; cette exigence équivaut
à la prohibition complète. La fermeture des frontières aux animaux
suspects possède une certaine efficacité, aussi les gouvernements y
ont-ils fréquemment recours, encore cette mesure radicale ne sufût-

elle pas pour éviter la contagion à cause de rapports constants s'établissant entre les localités voisines des deux côtés de la frontière.

Conclusions

Comme conclusions à ce qui précède, disons :

1° Que la fièvre aphteuse, en dépit de l'opinion émise par certains, est une maladie très grave, difficile à combattre en raison de sa très grande contagiosité ;

2° Seules des mesures sanitaires rigoureuses pourront localiser le mal, mais, pour prendre ces mesures, il faudrait un service sanitaire organisé sur des bases solides et uniformes dans tous nos départements. Il faudrait en outre réglementer la circulation du bétail.

SERVICE SANITAIRE

Étude sur le Service sanitaire

Après avoir étudié les deux épizooties claveleuse et aphteuse dans notre département, nous allons brièvement esquisser une étude sur le service sanitaire, tel que nous désirerions le voir fonctionner.

La clavelée et la fièvre aphteuse sont des maladies éminemment contagieuses. La contagion de ces infections est très subtile, j'entends par ce mot que par n'importe quel mode de contact, fût-il très indirect et très discret, l'infection peut être réalisée. Ne possédant pas pour vaincre ces maladies de remède spécifique, il faut surtout s'adresser, pour les combattre, à des mesures prophylactiques énergiques. Pour édicter et exécuter celles-ci, il est nécessaire de posséder des services sanitaires parfaitement organisés ; il est nécessaire, en outre, de réglementer avec soin la circulation du bétail. La loi du 21 juillet 1891 comporte bien l'organisation obligatoire pour les départements d'un service sanitaire, mais elle reste lettre morte et à part de rares départements, comme celui de l'Hérault, où le service fonctionne sur des bases sûres, efficaces, avec un chef vigilant, expérimenté, grâce aux sacrifices que s'est imposés le département, dont le Conseil général a compris l'évidente utilité, les autres n'ont qu'un service rudimentaire et défectueux. L'Hérault est entouré de départements où ce service est insuffisant (Tarn, Aveyron, Gard). Aussi notre département bien organisé pour lutter contre les maladies contagieuses dans son propre territoire, ne peut prévenir l'importation des épizooties des départements voisins et est toujours envahi annuellement par des infections que les administrations voisines ne prévoient pas, ne combattent pas. Les mesures sanitaires sont parfois difficiles à prendre. Ne voit-on pas, dans quelques milieux, nier le danger de la fièvre aphteuse, nier l'utilité des mesures sanitaires ? L'esprit routinier des paysans de plusieurs régions s'oppose à la prise de ces mesures. Certains éleveurs peu scrupuleux, dont le commerce d'animaux suspects serait enrayé par une surveillance rigoureuse, protestent et crient contre les arrêtés que l'on pourrait prendre, contre l'organisation d'un service actif. Sous cette pression, les Assemblées départe-

mentales hésitent à voter les dépenses nécessaires ; peut-être aussi
par un esprit d'économie, ici mal placé, hésitent-elles à s'engager dans
la voie de cette réforme. Grâce à ces deux causes, nous voyons en
France, d'une façon générale, notre organisation sanitaire assez défectueuse, et notre pays en retard sur la plupart des États européens.

Réglementation de la circulation du bétail

Pour pouvoir lutter efficacemment contre les épizooties, il faut
d'abord réglementer *la circulation du bétail*. Nous emprunterons à
M. Conte, le distingué chef du service sanitaire de l'Hérault, les traits
principaux de cette étude.

La loi du 21 juillet 1881 et le décret du 22 juin 1882 n'édictent
aucune mesure sanitaire concernant la circulation du bétail en France.
La loi du 21 juin 1898 passe sous silence les mesures générales
concernant la circulation du bétail dans l'intérieur du pays.

Les diverses épizooties (fièvre aphteuse, clavelée), montrent le danger des déplacements d'animaux non soumis à un contrôle sanitaire.
Les déplacements d'animaux provoqués par la transhumance et les
transactions commerciales déterminent la diffusion de ces épizooties ;
la contagion gagne par reptation les départements limitrophes des
premiers foyers ; puis elle est importée au loin par la vente des animaux malades ou contaminés. Dans le cours de l'étude précédemment
faite, souvent nous signalons ces modes de contagion.

Pour prévenir une recrudescence de l'épizootie aphteuse de 1898,
une circulaire ministérielle du 17 mars 1899 réglemente la circulation
et la surveillaece des troupeaux allant estiver dans les montagnes.
Appliquées dans toutes leurs rigueurs, les prescriptions édictées sont
théoriquement suffisantes, pour éviter la dissémination des maladies
contagieuses ; les résultats obtenus seront subordonnés à l'énergie
déployée par les départements pour assurer l'exécution des mesures
conseillées ; il est à craindre que l'effort tenté par quelques-uns ne soit
annihilé par l'inertie des autres. Même si les dispositions prescrites
par la circulaire du 17 mars 1899 sont uniformément exigées, tout
danger n'est pas évité ; une grave lacune persiste ; les animaux
objets de transactions commerciales restant en dehors de tout contrôle
sanitaire. Quand une maladie contagieuse est observée chez des animaux nouvellement achetés, il est possible quelquefois de connaître
le vendeur primitif. Le vendeur originaire est retrouvé, alors qu'il
s'agit d'un éleveur qui vend lui-même son bétail ; il reste inconnu
quand les animaux passent par l'intermédiaire de courtiers. Ces der-

niers se rappellent bien le lieu d'achat, mais jamais ne se rappellent le nom et l'adresse du vendeur. Aussi beaucoup de foyers contagieux s'étendent, gagnant toute une région, alors qu'ils auraient pu être facilement circonscrits.

Avec les législations sanitaires étrangères réglementant la circulation du bétail, ces inconvénients n'existent pas: aucun animal n'est déplacé sans que sa destination soit connue du service sanitaire.

En Suisse, la police vétérinaire est assurée par des agents sanitaires. Sous cette désignation sont compris : les vétérinaires, les inspecteurs du bétail, les personnes chargées de la surveillance des alpages, des abattoirs, des tueries particulières. Les principales attributions des inspecteurs du bétail sont celles-ci : ils délivrent et centralisent les certificats d'origine et de santé. Ces certificats sont individuels pour les solipèdes et les bovidés ; ils sont collectifs pour les animaux des espèces ovine, porcine, caprine. Ils sont délivrés après la déclaration du propriétaire, attestant que son troupeau ou ses bêtes sont indemnes de maladies contagieuses et qu'ils n'ont pas été en contact avec d'autres animaux malades ou suspects. Si une maladie contagieuse sévit dans une région, l'obtention du certificat est subordonnée à la visite du vétérinaire. La production du certificat d'origine ou de santé est obligatoire quand les animaux des espèces bovine, porcine, chevaline, ovine, caprine sont vendus en dehors de la commune, exposés en vente sur des foires, des marchés ou des concours tenus en dehors du cercle d'inspection, transportés par chemin de fer ou par bateau, déplacés en vue de l'estivage ou de l'hivernage. Les frais pour la délivrance du certificat d'origine ou de santé sont peu élevés: taxe de 50 centimes pour les certificats individuels ; de 1 franc pour les certificats collectifs.

En Allemagne, dans presque tous les États, la circulation des animaux est subordonnée à la délivrance ou à la production du certificat d'origine ou de santé.

Dans le Grand-duché de Bade la réglementation de la circulation du bétail date de 1828. A ce moment les marchés sont soumis à la surveillance d'un vétérinaire diplômé et le bétail ne peut circuler qu'accompagné d'un certificat de santé. La résistance des intéressés et les doctrines médicales de l'époque provoquèrent, en 1842, la suppression de la réglementation de la circulation. Mais les conceptions nouvelles des maladies contagieuses et surtout les pertes infligées à l'agriculture badoise par l'épizootie aphteuse de 1869 amenèrent l'autorité à rétablir les mesures sanitaires abrogées vingt ans auparavant. A l'heure actuelle, aucun animal ne peut être déplacé sans être accompagné d'un certificat d'origine ou de santé. Lors des épizooties aphteuses, il n'est jamais délivré sans visite préalable : les bovidés et les porcs, avant leur mise en vente, sont soumis à une quarantaine d'observation de cinq jours ; après quoi ils sont examinés minutieusement par un vétérinaire.

L'Angleterre, dès 1871, suit la même voie : les Compagnies de chemins de fer ne peuvent transporter des animaux sans la production du certificat d'origine.

En Roumanie, par un décret royal du 12 septembre 1896, les animaux ne peuvent être déplacés qu'accompagnés d'un certificat d'origine. Dans les transports par voie ferrée, une visite sanitaire est effectuée aux gares d'embarquement ou de débarquement par le vétérinaire officiel du ministère de l'intérieur

De ces brefs renseignements, il résulte que, dans les diverses nations étrangères, la circulation du bétail repose essentiellement sur la production du certificat d'origine ou de santé, aussi croyons-nous qu'en France la réglementation de la circulation du bétail devra surtout reposer sur la délivrance et la production de ce certificat.

La police vétérinaire, qui nécessite la création de fonctionnaires spéciaux (inspecteurs du bétail), n'est pas encore à prévoir dans notre pays où le service sanitaire est encore organisé sur des bases insuffisantes.

Le certificat d'origine ou de santé sera délivré par le maire de la commune où se trouvent les animaux, sur la déclaration du propriétaire attestant que son bétail est indemne de maladie contagieuse et qu'il n'a pas été en contact avec des animaux atteints ou suspects de l'une de ces affections.

Si une maladie contagieuse sévit dans la commune, l'obtention du certificat sera subordonnée à la visite des animaux par le vétérinaire.

Dans chaque mairie, il existerait un registre à souche, dont chaque feuille correspondrait à un certificat de santé ; ceux-ci porteraient un numéro d'ordre pour faciliter les recherches dans les cas de maladie contagieuse. Ils mentionneraient la marque, le nombre, l'espèce des animaux dont se compose le troupeau, s'il s'agit d'ovins ; le nombre, le signalement individuel, s'il s'agit de bovidés ou de solipèdes; des noms, prénoms, domicile du propriétaire, du lieu où les animaux sont conduits, de la route qu'ils doivent suivre. Ils contiendraient la déclaration du propriétaire constatant que les animaux sont libres de maladie contagieuse, qu'ils n'ont pas été en contact avec des animaux suspects, ainsi que le résultat de la visite sanitaire, si cette formalité est jugée nécessaire.

CAS OU SERAIT OBLIGATOIRE LE CERTIFICAT

1° Animaux vendus ou livrés à la boucherie, en dehors de la commune originaire;

2° Quand les animaux sont conduits à des foires, des marchés et généralement à des réunions ayant pour objet l'exposition, la vente ou la mise en vente des animaux. Si le conducteur ne présente pas le certificat, les animaux seraient saisis par la police et soumis, aux frais du propriétaire, à une visite spéciale ;

3° Transport des animaux par chemin de fer ou par bateau ;

4° Estivage des animaux à la montagne. Dans ce dernier cas, la délivrance du certificat d'origine ou de santé devra être subordonnée à la visite d'un vétérinaire, les dangers que présentent les déplacements simultanés d'animaux exigeant cette grave mesure.

Le certificat serait délivré contre le payement d'une taxe, dont le taux serait subordonné à l'espèce et au nombre des animaux visés par le certificat.

On pourrait exiger, comme prix du certificat, 0 fr. 50 et 1 franc, chiffres fixés par la loi suisse. Le produit de cet impôt augmenté des secours habituels de l'Etat, pourrait être utilisé, d'après Darbot, à la constitution d'une caisse des épizooties, qui pourrait être employée à indemniser le propriétaire d'animaux morts ou abattus pour cause de maladie contagieuse et à uniformiser les services sanitaires dans tous les départements.

Peut-être y aurait-il, dès le début, des récriminations contre ce régime sanitaire, de la part du commerce, qui considère toute réglementation comme une entrave à la liberté des transactions. Néanmoins, les éleveurs, en réfléchissant, seront convaincus que, grâce à ce régime, ils seront à l'abri des pertes ruineuses et, les premiers, ils reconnaîtront l'importance et la nécessité d'un régime inauguré par l'obligation des certificats d'origine ou de santé.

Uniformisation des services sanitaires

Il y a lieu d'aborder maintenant le mode de fonctionnement du service sanitaire ; mais d'abord pour que ce service fonctionne d'une façon parfaite et régulière, il faudrait, dans tous les départements, uniformiser ce service et en faire un service d'état.

Chaque département est libre d'instituer un service des épizooties (loi du 21 juillet 1898, art. 31). Cette organisation est tellement défectueuse que, dans la circulaire du 8 août 1899, concernant la prophylaxie de la fièvre aphteuse, le ministre lui-même reconnaît l'insuffisance des services départementaux. Dans une circulaire plus récente, du 15 mars 1901, l'administration centrale recommande aux préfets d'uniformiser ces services, mais cette circulaire n'étant qu'indicative, l'ancien état des choses persiste.

Les résultats obtenus ont montré l'erreur du législateur et des commentateurs de la loi de 1881. Après les déboires d'une expérience de plus de vingt années, l'Administration centrale cherche en vain à uniformiser les services sanitaires départementaux (circulaire ministérielle du 15 mai 1901). Dans l'état actuel de la législation, toutes les circulaires resteront lettre-morte si les Conseils généraux refusent de voter les crédits suffisants pour assurer le bon fonctionnement du service des épizooties. Il faut la transformation complète des prescriptions de l'article 38 de la loi de 1881. Une loi nouvelle s'impose comme une inéluctable nécessité. Le service des épizooties, ainsi que l'ont compris la quasi-totalité des États de l'Europe, doit ressortir du pouvoir central et constituer un service d'État dont les frais doivent être supportés par ce dernier, les départements et les communes. La circulaire ministérielle de mars 1901 qui semblait résoudre les difficultés, n'ayant été transmise qu'à titre d'indication, la continuation indéfinie des anciens errements persiste. Pendant longtemps on verra que, dans certains départements, le service sanitaire est organisé avec un chef de service nommé au concours auquel toute clientèle est interdite, et avec l'assistance de tous les vétérinaires du département. Dans d'autres, le service des épizooties sera confié à quelque vétérinaire sanitaire, que les hasards de la politique locale auront placé à la direction de quelque circonscription. Enfin, dans une troisième catégorie, le service sera composé d'un vétérinaire délégué faisant clientèle, et de vétérinaires avec ou sans circonscription, suivant les caprices des Conseils généraux réfractaires à toute innovation.

De toute nécessité, si l'on veut efficacement lutter contre les épizooties, il faudrait uniformiser les services sanitaires et les mettre sous la main de l'État. Ainsi, l'action serait réglée également. Une direction énergique, ferme, régulière, serait imprimée et l'on ne verrait pas certains départements, engager contre les maladies une lutte inégale, n'étant pas secondés par les autres qui restent plongés dans l'inertie. En outre, il faudrait, pour assurer le bon fonctionnement de ce service, que les Conseils généraux s'imposassent quelques sacrifices, comme le Conseil général de notre département, ils feraient montre d'un esprit large, éclairé, désireux de réformes utiles. Ces sacrifices seraient d'ailleurs largement compensés par les bénéfices des agriculteurs qui verraient leurs troupeaux, leurs bêtes, leur commerce, protégés sûrement et qui apprécieraient à leur juste valeur les réformes appliquées.

Type du service sanitaire

Voici, brièvement, comment pourrait être organisé un service sanitaire sur des bases précises et efficaces. Nous prendrons comme type, le service sanitaire de l'Hérault, tel qu'il a été réorganisé par arrêtés préfectoraux du 12 avril 1898 et du 30 décembre 1899.

Ce service sanitaire se divise *en service sanitaire départemental* et en *services sanitaires municipaux*.

1° *Service sanitaire départemental.* — Il comprend un *vétérinaire chef du service sanitaire* et des *vétérinaires sanitaires*. Tous les vétérinaires exerçant dans le département sont vétérinaires sanitaires dans le ressort de leur clientèle.

A. *Chef du service sanitaire.* — *Attributions.* — Il est nommé au concours et toute clientèle lui est interdite. Il centralise les communications relatives aux maladies contagieuses des animaux. Il indique les mesures à prendre à la suite des constatations des vétérinaires sanitaires. Il correspond directement avec ces derniers, pour être tenu constamment au courant de l'état sanitaire. Il veille à ce que toutes les mesures soient rigoureusement observées par les vétérinaires sanitaires et les municipalités. Il s'assure, par des visites inopinées, du mode d'exécution des arrêtés de surveillance ou de la déclaration d'infection. Il précise aux maires, secrétaires de mairies, propriétaires, les prescriptions formulées par les lois et règlements. Il surveille le fonctionnement des services municipaux relatifs à l'inspection des abattoirs publics, des ateliers d'équarrissage, des tueries particulières, des foires et marchés.

B. *Vétérinaires sanitaires.* — *Attributions.* — Ils signalent les maladies contagieuses constatées ou soupçonnées, ils adressent un rapport à la Préfecture, sur les faits observés, sur les mesures sanitaires prises par les municipalités. Ils font une visite initiale pour constater les maladies, dresser le dénombrement, relever les marques des animaux. Puis, à la fin de l'épizootie, ils font une deuxième visite afin de s'assurer de l'accomplissement de toutes les mesures relatives à la désinfection et adressent un rapport sur la constatation des faits observés

et des pertes subies. Si d'autres visites sont nécessaires, les vétérinaires doivent, avant toute intervention supplémentaire, demander à
l'administration préfectorale, une autorisation spéciale qui, après
avis du chef de service sanitaire, est accordée ou refusée. Dans les
premiers jours de l'année, les vétérinaires sanitaires sont obligés
d'adresser au chef de service un rapport général sur les maladies
constatées, sur les pertes éprouvées au cours de l'année précédente :

2° *Services sanitaires municipaux.* — Les services sanitaires municipaux comprennent quatre services distincts : A). *Inspection des foires
et marchés.* B). *Inspection des ateliers d'équarrissage.* C). *Inspection des
abattoirs publics.* — D). *Inspection des tueries particulières.*

A) *Inspection des foires et marchés.* — Ces réunions commerciales
sont placées sous la surveillance d'un vétérinaire délégué à cet effet.
Après chaque foire, les municipalités sont tenues de transmettre un
duplicata du rapport qui leur est adressé par le vétérinaire inspec-
teur, rapport mentionnant l'état sanitaire de la réunion.

B) *Inspection des abattoirs.* — Ils sont surveillés par un vétérinaire délégué par l'autorité municipale. Cette surveillance a pour
but de rechercher la provenance des animaux sur lesquels l'autopsie
a fait reconnaître des lésions propres à des maladies contagieuses,
qui ne s'étaient pas déclarées du vivant de l'animal. L'autorité locale
avise la Préfecture et le maire de la commune d'où vient l'animal
infecté.

C). *Inspection des ateliers d'équarrissage.* — Elle est encore à créer
dans notre département. On pourrait prendre les mêmes mesures
que pour les abattoirs.

D). *Inspection des tueries particulières.* — Elles sont surveillées
par un vétérinaire délégué à cet effet, ou par un préposé spécial qui
signale tous les cas de maladie ou de suspicion de maladie à l'autorité
locale. Celle-ci requiert un vétérinaire pour se prononcer sur la nature
de la maladie soupçonnée. Ce mode d'inspection appliqué en Belgi-
que avec succès, vient d'être récemment mis en fonction dans notre
département.

Tel est le mode d'organisation du service sanitaire de l'Hérault. Il
a eu à combattre plusieurs maladies contagieuses, parmi lesquelles la
fièvre aphteuse et la clavelée tiennent la première place. Il a répondu
entièrement aux espérances des agriculteurs dans la lutte engagée
contre ces infections.

M. Laffon, vétérinaire à Castries, déclare, que, depuis vingt-cinq ans,
jamais la clavelée n'avait sévi avec autant d'intensité dans l'arron-

dissement de Montpellier que pendant les années 1899-1900. L'arrêt de la contagion doit être uniquement rapporté à la sévérité des mesures appliquées. Malgré la diffusion soudaine de la maladie en 1900, en moins de trois mois, les foyers ont été circonscrits et éteints. Le succès de l'intervention doit être rapporté au mode d'organisation du service des épizooties dans le département.

Dans le Gard, où ce service est à créer sur des bases efficaces, les maladies contagieuses exercent de grands ravages. Au mois d'octobre 1900, la clavelée envahit les communes limitrophes du Vidourle, appartenant au Gard ou à l'Hérault, ou la population ovine est également dense. En 1901 l'épizootie est virtuellement éteinte dans notre département. Elle continue dans le Gard. Pendant le cours de l'infection les pertes sont bien moindres dans l'Hérault que dans les départements voisins, ainsi qu'en font foi les bulletins sanitaires du Ministère de l'Agriculture.

	oct. 1900	nov.	déc.	janv. 1901.	Totaux	
Gard...	62	89	94	30	275	troupeaux infectés
Hérault.	24	42	35	10	111	— —

Différence pour le Gard... 164

Ces documents statistiques montrent les résultats de l'action sanitaire dans les deux départements.

Les résultats favorables obtenus dans l'Hérault seraient également obtenus dans tous nos départements si le service sanitaire y était également bien organisé et si l'uniformisation des services sanitaires était réalisée. Il n'est pas douteux que les épizooties combattues vigoureusement dès leur apparition deviendraient de plus en plus rares, de plus en plus bénignes. Les pertes comme mortalité seraient très diminuées, les pertes aussi au point de vue économique seraient très atténuées. Les éleveurs encouragés, se sentant efficacement protégés, se livreraient avec plus d'ardeur à l'élève du bétail, aujourd'hui si délaissée, du moins dans notre région. Un essor nouveau serait imprimé à cette branche de l'agriculture. Il ne faudrait pas qu'à l'heure où une crise sans précédent sévit sur notre principale ressource, sur la viticulture, entassant misères sur misères, il ne faudrait pas voir de pareils malheurs s'abattre sur l'élevage du bétail, ruinant ainsi une industrie de notre région moins importante sans doute, mais non moins intéressante, où sont en jeu des intérêts non moins respectables. A l'encontre la crise viticole où mille moyens sont apportés pour résoudre le péril et le conjurer, sans en trouver en définitive un seul d'efficace, nous possédons pour protéger nos éleveurs des moyens pra-

tiques suffisants pour leur rendre confiance et les encourager. Ajoute·
rons-nous, enfin, que la santé publique serait sauvegardée ; l'organi·
sation sanitaire rendrait d'importants services dans la lutte contre plusieurs maladies, notamment la tuberculose. Les viandes consommées
seraient toujours saines ; on ne verrait plus se produire des récriminations parfois justifiées contre les animaux sacrifiés. A tous ces titres, il
appartient à la Société d'encouragement à l'agriculture de l'Hérault,
qui toujours marche à la tête des idées nouvelles du progrès, de prendre
en main la cause de ces réformes utiles et d'émettre, pour les faire
aboutir, des vœux très fermes.

H. VIALETTES.

Montbazin, le 7 mars 1902.

MONTPELLIER, IMPRIMERIE CENTRALE DU MIDI

HAMELIN FRÈRES